DR E. LOUMEAU

(DE BORDEAUX)

CUL VÉSICAL DE CYSTINE

CHEZ UN ENFANT DE DEUX ANS

PARIS

A. POINAT, ÉDITEUR

PUBLICATIONS MÉDICALES ET SCIENTIFIQUES

11, RUE DUPUYTREN, 11

1910

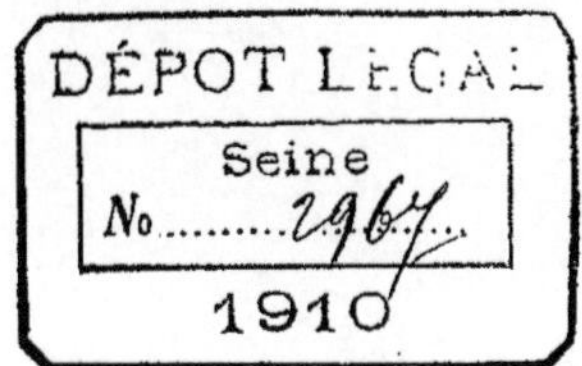

CALCUL VÉSICAL DE CYSTINE
CHEZ UN ENFANT DE DEUX ANS

Par le docteur E. LOUMEAU (de Bordeaux).

La grande rareté des calculs de cystine m'a engagé à en rapporter aujourd'hui un cas personnel qu'il m'a été récemment donné d'observer, à la Policlinique de Bordeaux, chez un tout jeune enfant. Il s'ajoutera à la courte liste de ceux — cinquante à soixante à peine — qui ont été publiés dans l'espace d'un siècle, depuis le jour où, en 1810, le premier en date de ces calculs, également retiré d'une vessie infantile, fut examiné par Wollaston, qni y découvrit une substance particulière le constituant à peu près exclusivement et désignée par lui sous le nom d'*oxyde cystique*, nom que Berzélius remplaça dans la suite par celui de *cystine*. C'est là, comme on le sait, un composé riche en soufre, dont la présence y a été révélée par Baudrimont et Malaguti et

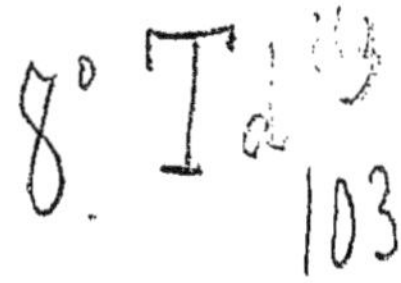

qui s'accuse par une forte odeur sulfureuse, quand on projette un fragment de cette substance sur des charbons ardents, ou sur une lame de platine chauffée au rouge.

L'apparition de la cystine dans les urines et sa précipitation sous forme de calculs dans un des segments de l'arbre urinaire dénotent un trouble de la nutrition dont il est facile de schématiser la pathogénie.

La cystine doit être en effet considérée comme un produit de transition entre les matières albuminoïdes ou protéiques ingérées, qui renferment du soufre, et les sulfates, qui représentent l'étape terminale de l'oxydation complète. Les sulfates de l'urine normale sont des matériaux soufrés oxydés.

Si cette oxydation ne s'est pas produite en cours de route pour amener le soufre initial protéique à l'état de soufre oxydé terminal, le produit intermédiaire — la cystine — est éliminé en nature.

C'est donc dans un organisme à oxydations ralenties ou amoindries que la cystinurie se manifestera, traduisant, comme on s'accorde à l'admettre aujourd'hui, une infériorité hépatique.

La cystinurie est à rapprocher de la leucinurie. La leucinurie trahit, elle aussi, un déchet imparfait, marquant une étape intercalaire entre les substances protéiques et l'urée. Sous l'influence d'oxydations insuffisantes, la leucine apparaît dans l'urine, par un mécanisme identique à celui rappelé tout à l'heure pour la cystinurie et qu'on pourrait également appliquer à la genèse d'autres troubles de l'élimination urinaire : troubles d'ailleurs très-variés d'apparence, mais qui, reliés entre eux par une certaine communauté d'origine, s'associent ou alternent fréquemment chez un même sujet.

Sans vouloir insister davantage sur cette question de physio-pathologie générale, qu'ont grand besoin d'éclairer encore les lumières de la chimie biologique, je désire rapporter simplement ici l'observation de mon petit malade, laissant au fait lui-même le soin de démontrer l'intérêt tout particulier qui s'en dégage, tant au point de vue de l'histoire clinique, que des caractères physiques et chimiques de ce calcul.

*
* *

OBSERVATION CLINIQUE

Histoire du malade. — B..., né le 15 octobre 1907, et habitant la Charente, compte parmi ses ascendants un arrière-grand-père paternel mort de la pierre ; un grand-père maternel mort du diabète à 58 ans ; une grand'mère maternelle atteinte à diverses reprises de coliques hépatiques, terminées par l'expulsion d'abondants calculs biliaires et actuellement en bonne santé.

Son père, bien portant, est vif et nerveux. Sa mère, également bien portante, a eu une unique grossesse, normalement conduite et terminée par un accouchement long et difficile. Elle a nourri au sein cet enfant jusqu'à six mois et, ensuite, jusqu'à l'âge de quinze mois, moitié au sein, moitié au lait de vache. Bien que soigné avec beaucoup d'intelligence et de sollicitude, le bébé a toujours été pâle, sujet à de la diarrhée et présenté un énervement inexplicable, contrastant avec l'habituelle mélancolie qui semblait être le caractère dominant de sa nature.

Depuis l'âge de sept mois, l'on a commencé à constater chez lui des mictions fréquentes et impérieuses, surtout le jour ; des douleurs arrachant souvent des pleurs au petit malade et provoquant presque toujours la crispation des traits du visage, en même temps que des trépignements symptomatiques d'une souffrance particulièrement aiguë ; enfin des interruptions brusques du jet, obligeant le patient à n'évacuer son urine qu'à plusieurs reprises, chacune de courte durée, ce qui rendait la complète satisfaction du besoin assez longue à obtenir. Si les journées étaient ainsi cruellement remplies et troublées par l'évacuation de plus en plus pénible de la vessie, le sommeil de la nuit était fréquemment interrompu par des cris ou des hallucinations terrifiantes, suivis d'un écoulement, volontaire ou inconscient, de l'urine. Jamais, d'ailleurs, de convulsions ; jamais, non plus, d'hématuries, du moins en apparence.

Examen du malade. — Lorsque cet enfant m'est pour la première fois présenté par sa mère, le 11 octobre 1909, je le trouve normalement développé pour son âge, mais pâle, triste, abattu, et sans aucune vivacité. Sa miction a lieu environ toutes les quinze à vingt minutes dans la journée et une ou deux fois par nuit. Son urine est limpide, mais, au lieu de la coloration citrine ordinaire, elle offre une teinte tirant sur le vert clair, comme une solution d'absinthe fortement étendue d'eau.

L'examen général n'offre rien d'anormal à signaler qu'un peu d'érythème des bourses et du prépuce, tenant à de fréquentes échappées d'urine, et une symphyse balano-préputiale complète, mais facile à détacher, et que je fais immédiatement disparaître pour le cas, cependant bien improbable, où cette légère malformation serait la cause des troubles vésicaux observés, troubles dont je me réserve de rechercher, par l'exploration directe et sous le chloroforme, l'origine calculeuse le jour où, le père de l'enfant étant prévenu et consentant, je pourrai, dans la même séance, appliquer, si le diagnostic de calcul se confirme, la thérapeutique chirurgicale nécessaire.

Le 24 octobre, le patient m'est reconduit par son père et sa mère. Il est exactement dans le même état qu'il y a quinze jours, et sans avoir été aucunement amélioré par la libération de son prépuce.

L'existence d'un calcul vésical s'imposant de plus en plus par l'ensemble des signes fonctionnels observés, je décide d'anesthésier l'enfant demain pour vérifier mon diagnostic et, dans l'affirmative, pour pratiquer aussitôt l'ablation de la pierre par la taille hypogastrique.

Taille hypogastrique. — Le 25 octobre, sous le chloroforme, j'introduis par l'urètre dans la vessie un explorateur à boule n° 9, qui heurte immédiatement un calcul dur, rugueux, assez volumineux, dont le refoulement profond provoque un puissant jet d'urine.

Le diagnostic est certain : je retire mon explorateur. La vessie étant alors distendue par une injection chaude poussée à l'aide d'une sonde à béquille n° 14, que je laisse ensuite en place et bouchée, je fais rapidement, sans ballon de Petersen, la cystotomie sus-pubienne, qui me permet de ramener le calcul dont je parlerai plus loin. La vessie, reconnue saine dans toute son étendue, est refermée complètement par un double plan de sutures au catgut, qui résiste hermétiquement à l'injection vérificatrice. La paroi hypogastrique est ensuite réunie au crin de Florence, sauf au ras du pubis, où je place, par précaution, un petit drain prévésical d'attente. La sonde à béquille est coupée au ras du méat et son ouverture, maintenue béante, est fixée par deux crins de Florence aux lèvres correspondantes de l'orifice préputial. Un pansement aseptique et absorbant enveloppe, comme après l'opération de Freyer, l'abdomen et le périnée.

Suites opératoires. — Au bout de vingt-quatre heures, le drain sus-pubien est enlevé et la fermeture de son trajet réalisée par la constriction d'un crin placé dans ce but à son niveau au moment de l'opération et dont, intentionnellement, je n'avais pas noué les extrémités.

Quarante-huit heures après la cystotomie, la sonde à demeure est supprimée et l'évacuation de l'urine abandonnée aux seules contractions de la vessie.

Le 31 octobre, la plaie est entièrement cicatrisée par première intention et le malade repart pour la Charente, le 10 novembre, urinant facilement et sans douleur.

Le 10 décembre, il est ramené, sur ma demande, à Bordeaux. Rose, frais, ayant engraissé de plusieurs kilos, il est gai et ne souffre plus. Il urine deux fois par nuit, assez souvent encore le jour, mais sans aucune difficulté, ni la moindre appréhension. Ses urines ont toujours la teinte légèrement verdâtre que j'ai précédemment notée et contiennent, d'après l'analyse qu'en a pratiquée M. Brandéis, une très grande quantité d'acide urique et de cystine, cette dernière étant ici bien plus abondante proportionnellement que dans le calcul lui-même, que je présentai le jour même, ainsi que le malade bien guéri, à la Société de médecine et de chirurgie de Bordeaux (1).

*
* *

EXAMEN DU CALCUL

Aspect extérieur. — Il a le volume et la forme d'une petite dragée. Il mesure 25 millimètres de longueur, sur 18 de largeur et 10 d'épaisseur; Il pèse 3 grammes. Fidèlement reproduit par la similigravure ci-contre (fig. I), faite d'après une photographie

---

(1) E. LOUNEAU. Calcul vésical de cystine chez un enfant de deux ans. Soc. méd. et chir. Bordeaux, 10 décembre 1909.

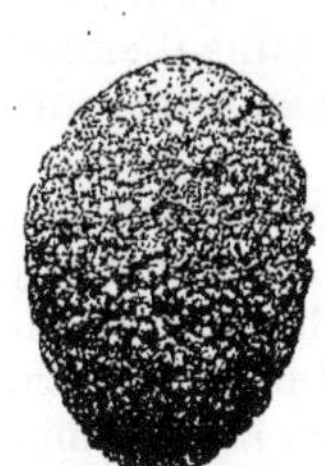

Fig. I. — Calcul de cystine (Loumeau).

grandeur naturelle, il est de couleur jaune ambrée, et sa surface, accidentée de fines granulations fortement serrées les unes contre les autres, projette à la lumière des reflets chatoyants.

Sa consistance est assez tendre et la scie délicate d'un orfèvre a pu le fendre aisément dans toute sa longueur, suivant un plan médian parallèle à ses deux faces. Ce plan le partage en deux moitiés semblables, en faisant éclater un petit fragment à l'une de ses extrémités et en laissant un trait oblique saillant, bien visible à gauche du noyau, sur la coupe représentée avec le pôle ébréché du calcul dirigé en bas.

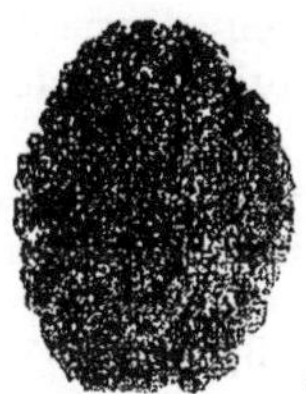

Fig. II. — Coupe du calcul, grandeur naturelle.

Coupe du calcul. —Reproduite grandeur naturelle sur la figure II et deux fois grandeur naturelle sur la figure III, par le même procédé que

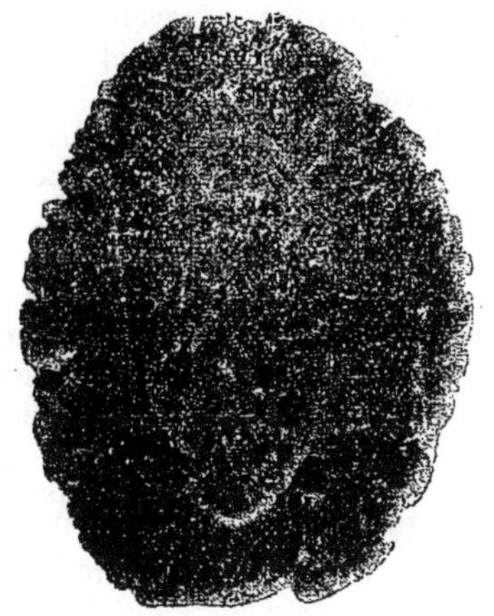

Fig. III. — Coupe du calcul, deux fois grandeur naturelle.

pour la figure I, cette coupe a un aspect cireux, luisant et satiné. Elle se compose de deux parties bien distinctes, l'une centrale, l'autre périphérique, dont la coloration est identique, mais où l'on ne retrouve aucune trace des stratifications concentriques, ni des lamelles s'engaînant en bulbe d'oignon, qu'on observe si fréquemment sur la tranche des calculs urinaires.

Le noyau, rappelant par sa forme et son aspect celui d'une prune ou d'une amande, est exactement situé au centre de la masse totale. Il mesure en longueur les trois cinquièmes de l'axe du calcul et transversalement la moitié de sa largeur. Il est composé d'une masse apparemment compacte et homogène, mais qui, vue à un certain grossissement, se montre constituée par une agglomération de petits grains juxtaposés, dont l'ensemble est séparé par un contour très net de la partie corticale du calcul.

L'écorce est formée par une accumulation de granulations disposées autour de fines rainures irradiant du noyau vers la périphérie, où l'alternance des aspérités granuleuses avec la terminaison des sillons qui les séparent donne à l'enveloppe de ce calcul l'aspect inégal et rugueux qui le caractérise extérieurement.

Analyse élémentaire du calcul. — Cette analyse a été pratiquée, avec sa compétence et son obligeance habituelles, par M. Brandéis, qui, en même temps que d'intéressants renseignements chimiques sur la question, a bien voulu me remettre la note analytique que je reproduis intégralement ci-après :

« Calciné sur lame de platine, ce calcul brûle sans laisser de résidu et en dégageant une odeur de corne brûlée.

« I. Dissolution dans la potasse et formation d'un précipité, lorsqu'on traite le soluté par l'acide acétique. Ce précipité se redissout par addition d'un grand excès d'acide acétique (le calcul renferme de la *fibrine*.)

« II. Le traitement par l'acide azotique et la dessication sur lame à une douce chaleur donnent un résidu virant au jaune mandarine par addition de traces de potasse (le calcul renferme de la *xanthine*).

« III. Traitée par l'acide chlorhydrique et évaporée

à douce température sur lame de verre, puis recouverte d'une lamelle, la poudre de calcul desséchée est traitée par de l'eau distillée entre lame et lamelle. Il se forme des cristaux hexagonaux solubles dans l'acide chlorhydrique.

« Traitée par l'ammoniaque, la poudre s'y dissout et donne, après évaporation, des cristaux hexagonaux (le calcul renferme de la *cystine*).

« Ces trois substances se retrouvent avec des différences en plus ou en moins dans toutes les zones du calcul; la zone externe est la plus riche en *cystine*. » (Brandéis.)

*
* *

Je n'ajouterai pas de commentaires à l'exposé de ce cas. Je me contenterai de dire que la persistance de la cystinurie chez mon opéré y décèle la permanence des troubles nutritifs qui ont présidé à la formation de son premier calcul et, par conséquent, la possibilité d'une récidive calculeuse ultérieure. Le fait s'est d'ailleurs d'autres fois produit en des circonstances analogues, notamment, d'après Yelloly, cité par Civiale (1), chez l'enfant de la vessie duquel on retira la première pierre d'oxyde cystique qu'analysa Wollaston et qui redevint calculeux. Mais, cette fois, la pierre n'était pas de même nature et le malade mourut sans opération. Yelloly, encore d'après Civiale, rapporte aussi le cas d'un autre enfant, âgé de quatre ans, chez lequel on avait trouvé une pierre d'oxyde cystique avec un noyau d'acide urique. Il survint un nouveau cal-

---

(1) CIVIALE. *Traité de l'affection calculeuse*, 1838.

cul fusible à noyau urique et l'on pratiqua une seconde opération un an après.

Pour tâcher de prévenir, dans les limites du possible, l'apparition d'autres calculs chez mon malade, qui, indépendamment de sa cystinurie personnelle, présente, comme on l'a vu, une hérédité arthritique particulièrement chargée, je me propose de le soumettre, avec le concours de M. Brandéis, à des séries successives de régimes alimentaires et, au besoin, de médications appropriées, suivies de l'analyse comparative de ses urines. Peut-être arriverons-nous ainsi à trouver une formule diététique et thérapeutique nous permettant d'obtenir pour lui un *modus vivendi* compatible, sinon avec la disparition complète, du moins avec une forte diminution de sa cystinurie, source toujours menaçante de nouvelles formations lithiasiques.

PARIS — IMPRIMERIE LEVÉ, RUE CASSETTE 17.